Nutrition de fitness En français/ Fitness nutrition In French:

Comment libérer votre potentiel physique en travaillant et en mangeant correctement

Table des matières

difficultés ou des dommages qui pourraient leur arriver après avoir pris les informations décrites ici.

En plus, les informations contenues dans les pages ont des raisons informatives uniquement et doivent donc être considérées comme universelles. Les informations présentées sont sans assurance quant à leur validité continue ou à leur qualité provisoire. Les marques de commerce mentionnées sont faites sans autorisation écrite et ne peuvent en aucun cas être considérées comme une approbation du titulaire de la marque

Introduction

Félicitations pour le téléchargement de *Nutrition de Fitness* et merci de l'avoir fait.

Les chapitres suivants expliqueront comment libérer votre potentiel illimité, avoir fière allure grâce à une alimentation saine et vous entraîner en fonction de vos besoins physiques.

Il existe de nombreux livres sur ce sujet sur le marché, merci encore d'avoir choisi celui-ci! Tous les efforts ont été faits pour s'assurer qu'il contient autant d'informations utiles que possible, profitez-en!

Imaginez votre corps de rêve... compris? Très bien, réalisez maintenant que vous pouvez réaliser votre corps de rêve grâce à des entraînements intenses et de délicieuses recettes simples et faciles à suivre. La nutrition est l'aspect le plus important pour paraître et se sentir bien.

Dans ce livre, il y a 11 entraînements allant du cardio au HIIT (Entraînement à l'intervalle de haute intensité), aux exercices simples de poids corporel... aux entraînements qui ne nécessitent aucun équipement.

CHAQUE ENTRAÎNEMENT UNIQUE peut être fait à la maison; vous n'avez pas besoin d'équipement de gymnastique sophistiqué pour réaliser ce que vous désirez, tout ce dont vous avez besoin est l'état d'esprit.

Les entraînements d'haltérophilie comprennent:
- Poitrine, épaules et triceps
- Dos, biceps et abdominaux

- Abdominaux supérieurs et inférieurs
- Obliques et hanches
- Intérieur et extérieur des cuisses
- Ischio-jambiers, quadriceps et mollets
- Un entraînement complet des fesses

Voici l'équipement dont vous aurez besoin: un tapis de yoga, un banc de musculation ou un ballon de fitness, des haltères, des barres (presque aucun poids n'est nécessaire) et un ballon de médecine.

Chaque exercice comprend une séquence d'échauffement nécessaire pour éviter les blessures et vous aider à brûler plus de graisse. Il est important de se calmer après chaque entraînement. Vous pouvez faire une promenade de cinq ou dix minutes autour de la résidence ou de votre appartement / maison ou faire des positions de yoga faciles. Le temps de recharge dépend entièrement de vous. Il est recommandé de vous entraîner trois jours par semaine, en ciblant différents groupes musculaires pour chaque jour, puis de vous accorder une journée de repos pour un développement musculaire adéquat. Si vous suivez la routine et les recettes que j'ai couvertes dans ce livre, vous avez la garantie d'excellents résultats.

Bon levage!

Chapitre 1: Poitrine, épaules et triceps

Il est essentiel que vous réchauffiez les groupes musculaires sur lesquels vous prévoyez de travailler ce jour-là. Si vous ne le faites pas, il existe un risque grave de blessure lorsque les muscles et les articulations ne sont pas correctement préparés.

Echauffement

1. Marche en place:

Marchez sur place pendant 60 secondes. Faites de votre mieux pour non seulement marcher à un rythme rapide, mais aussi pour soulever vos genoux aussi haut que possible.

2. Genoux hauts:

C'est une version exagérée de la marche sur place. Cela a pour but de maintenir votre fréquence cardiaque élevée et de vous aider à brûler plus de calories. Vous allez courir rapidement en place, en gardant vos coudes touchant votre taille avec vos avant-bras et vos paumes étendues parallèlement au sol. Faites de votre mieux pour toucher vos genoux à vos paumes le plus rapidement possible pendant 60 secondes.

3. Punch de Squat Boxe:

Placez vos pieds à la largeur des épaules tout en gardant le dos droit pendant que vous vous accroupissez. Gardez vos mains sur votre poitrine et sortez vos fesses lorsque vous vous accroupissez. Lorsque vous vous levez, tournez alternativement vers votre gauche et votre droite en frappant après vous être accroupi. Levez-vous, frappez vers la gauche avec votre bras droit, en tournant votre pied droit dans le coup de poing.

Accroupissez-vous, levez-vous, puis pointez vers la droite avec votre bras gauche. Répétez pendant 60 secondes.

4. Cercles à gros bras:

Amenez vos bras au-dessus de votre tête et faites un «V» Ensuite, faites de grands cercles larges avec vos bras. Avance de 30 secondes. Inversez la direction pendant encore 30 secondes.

5. Cercles de poignet:

Rapprochez vos mains de votre cuirasse et entrelacez vos doigts. Ne bougez que vos poignets pendant 60 secondes.

Entrainement

1. **Barre Presse d'épaule:**

   Placez vos pieds de manière à ce qu'ils soient juste à l'extérieur de la ligne verticale imaginaire que vous pourriez tirer de vos épaules. Avec vos paumes tournées vers l'intérieur, saisissez la barre, en gardant vos mains un peu plus larges que vos épaules - assurez-vous que vos poignets restent droits. Gardez vos coudes en avant un peu au-delà de la barre, cela aidera à maintenir la barre en place. Appuyez sur la barre vers le haut et pendant que vous faites cela, poussez votre tête dans vos bras une fois que la barre est au-dessus de votre tête. Faites quatre séries de répétitions; 15-12-10-5

2. **Rangée verticale à un bras:**

   Tenez un haltère dans une main à vos côtés, les paumes vers l'arrière. Amenez l'haltère à la hauteur du menton, en gardant votre coude plus haut que votre poignet. Ramenez lentement l'haltère en position de départ.

Répétez de l'autre côté après une série. Faites quatre séries de répétitions: 15-12-10-5

3. Presse inclinée avec haltères:

Placez votre banc de musculation sur une pente ou placez votre ballon de fitness contre un mur et asseyez-vous à un angle avec un dos droit posé sur le ballon. Gardez vos pieds et vos genoux larges. Tenez dans chaque main un haltère près de vos épaules. Appuyez sur les poids vers le haut pendant que vous serrez les muscles de votre poitrine. Les haltères devraient se rapprocher naturellement lorsque vous les soulevez, mais ils n'ont pas besoin de se toucher, puis abaissez lentement vos poids dans la position de départ. Faites trois séries de répétitions: 15-12-10-5

4. Penché sur Delt Fly:

Tenez un haltère dans chaque main, gardez vos pieds un peu plus larges que vos épaules et assurez-vous que vos genoux sont légèrement pliés. Penchez-vous vers l'avant au niveau de vos hanches jusqu'à ce que votre poitrine soit à peu près parallèle au sol. Gardez votre dos complètement droit avec vos paumes vers le bas, puis soulevez les poids sur les côtés aussi hauts que possible. Gardez vos mouvements sous contrôle. Faites trois séries de répétitions: 15-12-10-5

5. Presse d'haltères assis:

Asseyez-vous sur un banc en tenant vos haltères à la hauteur du menton avec vos coudes sur les côtés et vos paumes en position face vers l'avant. Appuyez sur les poids complètement au-dessus de votre tête pour une extension complète - garder vos épaules baissées vous aidera à isoler vos triceps et votre poitrine. Faites trois répétitions de 15.

Chapitre 2: Abdos, dos et biceps

Échauffement

1. Étirement chat-vache:

Mettez-vous à quatre pattes, les mains et les genoux, les épaules et les hanches écartés. Arquez doucement votre dos, arrondissez-vous et rentrez votre menton et votre coccyx sous vous. Inspirez et lorsque vous expirez, laissez tomber votre dos et soulevez votre coccyx comme s'il était tiré avec une ficelle. Regardez vers le ciel comme si vous essayiez de faire un "U" avec votre dos. Répétez 10 fois.

2. Toucher les orteils:

Pendant que vous êtes debout, gardez vos pieds joints et tendez la main vers le ciel. Pliez-vous vers l'avant au niveau des hanches et poussez vos hanches vers l'arrière lorsque vous atteignez le sol, en déplaçant votre poids sur vos talons. Gardez votre dos droit. Ensuite, nous allons soulever et, pour faire cela correctement, nous allons arrondir doucement la colonne vertébrale et soulever une vertèbre à la fois, en terminant dans les positions de départ. Répétez 15 fois.

3. Position du triangle:

En position debout, faites un grand pas en avant avec votre pied droit en position de fente. Ne laissez pas votre genou passer votre cheville et maintenez une jambe gauche droite en laissant tomber votre genou. Puisque vous vous êtes précipité avec votre côté droit, vous allez prendre votre main gauche et la placer sur le sol juste à gauche de votre pied droit. Prenez votre bras droit et tendez la main vers le ciel et suivez votre portée avec votre regard. Vous devriez tracer une ligne droite avec les deux bras. Répétez cinq fois sur le côté droit et gauche.

4. Étirement latéral:

Placez une paume sur un mur et amenez tout votre bras intérieur pour qu'il rencontre également le mur. Faites pivoter votre poitrine loin du mur, puis maintenez pendant 20 secondes. Répétez alternativement de chaque côté six fois.

6. Planche:

Mettez-vous dans une position push-up avec vos pieds joints et vos poignets directement sous vos épaules. Tenez pendant 30 secondes

Entrainement

1. Tractions à prise large:

Placez vos mains vers l'avant et saisissez une barre de traction légèrement plus large que vos épaules. Serrez votre tronc et votre dos pour vous aider à soulever. Essayez de ne pas utiliser vos épaules ou vos bras.

2. Plié sur des rangées:

Placez vos pieds à la largeur des hanches en pliant légèrement les genoux. Avec des poids dans chaque main, penchez-vous vers l'avant au niveau des hanches et non à la taille. Gardez votre tronc engagé et vos bras pendants, et vos coudes rentrés sur vos côtés. Avec vos paumes face à face, serrez vos omoplates et rapprochez vos coudes contre vous pendant que vous portez les poids jusqu'à vos aisselles. Imaginez que vous fassiez un œuf avec vos omoplates lorsque vos coudes sont relevés. Tenez pendant un compte, puis relâchez. Faites trois séries de 8 à 12 répétitions.

3. Courbures sur les biceps:

Commencez par vous pencher sur une rangée et, lorsque vous relâchez pour revenir à la position de départ, placez vos paumes vers votre poitrine et enroulez vos poids contre votre poitrine. Engagez vos biceps à la hauteur de la boucle. Ne balancez pas vos bras pour faire cet exercice, utilisez uniquement vos muscles. Réduisez votre poids si nécessaire. Faites trois séries de 8 à 12 répétitions.

4. Mouches Delt arrière:

Commencez par écarter vos pieds à peu près à la largeur des hanches et penchez-vous légèrement au niveau des hanches tout en serrant votre tronc. Demandez à vos bras de tenir des poids légèrement devant vos genoux. Pendant que vous vous penchez légèrement, ouvrez vos bras sur les côtés aussi haut que possible, en serrant vos omoplates ensemble. Ne balancez pas vos bras, utilisez votre dos et votre tronc pour soulever. Relâchez lentement vos bras et n'arrêtez pas d'engager vos abdos. Faites trois séries de 8 à 12 répétitions.

5. Crunch de base:

Commencez par vous allonger sur le dos, les pieds sur le sol et les genoux légèrement pliés. Appuyez légèrement vos doigts à la base de votre crâne pour soutenir votre tête. Engagez votre tronc pour soulever le haut de votre corps autant que possible et n'arrêtez jamais de serrer votre tronc. Passez à l'exercice suivant après avoir croqué pendant 15 secondes.

6. Crunch de bicyclette:

Restez en position crunch avec le dos au sol. Étendez vos pieds juste au-dessus du sol, avant de ramener l'un de vos genoux vers votre corps et de soulever légèrement votre corps pour le toucher avec le coude opposé. Gardez votre tronc engagé pendant que vous poussez votre pied en arrière et ramenez l'autre genou pour le toucher avec votre autre coude. Maintenez le haut du corps surélevé et tournez votre coude pour qu'il rencontre le genou opposé. Répétez pendant 15 secondes.

7. Nageurs:

Allongez-vous sur le ventre, les bras et les jambes étendus. Soulevez vos bras et vos jambes tout en engageant votre tronc. Abaissez votre jambe gauche et votre bras droit, puis soulevez-les en baissant votre jambe droite et votre bras gauche. Alterner les côtés comme vous nagez. Ne laissez pas tomber complètement vos bras ou vos jambes. Répétez pendant 60 secondes.

8. Planche:

Mettez-vous en position de pompes avec les mains et les pieds écartés de la longueur des épaules. Avec vos poignets directement sous vos épaules, engagez votre tronc et maintenez pendant 30 secondes.

Chapitre 3: Ischio-jambiers, quadriceps et mollets

Échauffement

1. Balançoires de jambe:

Commencez par vous tenir debout. Prenez une jambe et balancez-la d'avant en arrière. Gardez votre cœur engagé pendant que vous maintenez une jambe droite sans bouger le haut du corps. Répétez 20 fois avec chaque jambe. Après avoir terminé les deux jambes, passez à un mouvement d'un côté à l'autre avec la jambe opposée devant la jambe qui est stationnaire. Répétez pendant 20 secondes sur chaque jambe.

2. Marche Frankenstein:

Frappez une jambe droite devant vous et étendez le bras opposé pour toucher votre tibia pendant que vous avancez lentement. Répétez 20 répétitions en total.

3. Marche en quad:

Tenez-vous debout sur une jambe tout en tirant sur la jambe opposée pour rejoindre vos fesses et étirez-vous aussi loin que vous le pouvez. Alterner chaque jambe 20 fois

Entrainement

1. Squat avec des haltères:

Vos pieds doivent être espacés de la largeur des épaules, les orteils pointant légèrement vers l'extérieur. Tenez votre haltère en haut comme une tasse et laissez pendre la partie inférieure du poids. Gardez le dos droit en vous abaissant sur une chaise invisible, en vous assurant de vous enfoncer dans vos talons. Une fois que vos cuisses sont parallèles, serrez vos fessiers et vos jambes pendant que vous soulevez. Répétez pendant 45 secondes.

2. Squats avec haltères:

Tenez-vous debout avec vos pieds à environ deux longueurs de poing, en tenant des haltères à vos côtés. Pointez vos orteils légèrement vers l'extérieur. Ne soulevez pas les poids avec vos bras. Déplacez-vous dans un squat bas tout en gardant le dos droit, en déplaçant votre poids de vos orteils vers vos talons. Gardez votre poitrine autant que possible. Soulevez en utilisant uniquement vos jambes et ramenez votre poids à vos orteils avec votre poitrine légèrement gonflée tout en vous penchant en arrière. Répétez pendant 45 secondes.

3. Fentes:

Placez un repose-pied contre un mur et placez vos jambes à peu près à la largeur des hanches, en gardant vos bras à vos côtés en tenant des poids. Avancez avec un pied sur le repose-pied, ce qui fait que votre cuisse et votre mollet sont à un angle de 90 degrés. Assurez-vous que votre genou ne dépasse pas votre cheville. Lorsque vous vous mettez en position de fente, votre genou arrière doit s'abaisser légèrement. Repoussez en position de départ. Répétez 6 à 12 fois, puis répétez sur la jambe opposée.

4. Squats muraux:

Tenez un ballon médicinal contre un mur avec le bas du dos, avec des poids dans vos mains. Tenez-vous debout avec vos pieds à environ un pas et à la largeur des hanches, en vous assurant que vos orteils sont devant vos genoux. Avec vos poids suspendus à vos côtés, roulez le long du mur jusqu'à ce que vos jambes fassent un angle de 90 degrés. Serrez vos jambes et vos fessiers pour relever votre corps en gardant les genoux légèrement pliés. Répétez pendant 45 secondes.

5. Deadlifts:

Commencez avec vos pieds légèrement plus larges que vos hanches et tenez une barre sans poids sur le dessus de vos cuisses (vous pouvez toujours ajouter du poids plus tard) avec vos mains juste à l'extérieur de vos hanches. Verrouillez vos jambes et abaissez lentement la barre vers vos pieds, en gardant le dos droit. N'oubliez pas de garder votre tronc fléchi, car cela protège votre dos. Gardez la barre près de vos jambes en descendant. Soulevez-vous avec un dos droit et faites en sorte que la barre emprunte exactement le chemin qui descend. Répétez autant de fois que possible sous une forme parfaite.

6. Accroupissez-vous et maintenez:

Placez votre dos contre un mur avec vos pieds à peu près à la largeur des hanches et un pas devant vous. Empilez vos genoux sur vos chevilles lorsque vous vous accroupissez. Assurez-vous que vos genoux sont légèrement derrière vos orteils. Tenez pendant 60 secondes.

Chapitre 4: Cardio HIIT

Échauffement

1.   Rouleaux d'épaule et de tête:

Prenez la position de départ en vous tenant droit avec le dos droit. Soulevez vos épaules et faites-les rouler vers l'avant pour former un cercle. C'est un roulement d'épaule. Pour rouler la tête, inclinez doucement la tête et le cou vers l'avant, puis faites pivoter doucement à 360 degrés sans forcer votre cou. Faites 15 répétitions de chacun.

2.   Twist du haut du corps:

Tenez-vous debout avec vos pieds de chaque côté de votre corps, légèrement plus larges que vos hanches. Amenez les deux mains au niveau de votre poitrine, puis faites des poings lâches et faites pivoter votre torse et vos hanches vers la gauche avec vos mains. Faites une pause et maintenez pendant trois secondes. Puis revenez au début. Tournez vers la gauche, puis répétez huit fois.

3. Cercles de hanche:

Commencez en position debout - vos pieds doivent être à peu près à la largeur des épaules - et posez vos mains sur vos hanches. Poussez vos hanches vers l'avant puis tournez lentement dans le sens des aiguilles d'une montre. Effectuez 5 à 10 rotations puis changez de direction.

4.   Cercles du genou:

Écartez vos pieds à la largeur des épaules et pliez légèrement les genoux vers l'avant. Placez vos mains sur vos genoux et pendant que vous gardez vos pieds sur le sol, faites pivoter vos genoux dans le sens des aiguilles d'une montre. Gardez vos mouvements de hanche au minimum. Faites 5 à 10 répétitions dans une direction, puis changez.

5. Cercles de bras:

Tendez vos bras sur les côtés, les épaules vers le bas. Faites pivoter vos bras vers l'avant en petits cercles pendant cinq répétitions. Inversez la direction pendant cinq répétitions. Répétez tout le processus dans de grands cercles.

6. Genouillères:

Soulevez un genou aussi près que possible de votre poitrine et tenez-le avec vos mains. Maintenez cette position pendant trois secondes. Abaissez le pied. Répétez avec le genou opposé. Faites 10 répétitions.

Entrainement

1. Squats sautés à 180 degrés:

Commencez avec vos jambes légèrement plus larges que vos hanches et vos orteils pointés vers l'extérieur. Commencez en position basse, puis sautez et tournez à 180 degrés, puis atterrissez doucement en position accroupie. Inversez la direction à chaque fois. Répétez pendant 45 secondes.

2. Genoux hauts:

Engagez vos abdominaux pendant que vous courez sur place rapidement, en soulevant vos genoux aussi haut que possible. Répétez pendant 45 secondes.

3. fous sauts de Jacks:

Serrez votre tronc et étendez vos bras sur vos côtés en faisant des angles de 90, vos doigts pointant vers le haut. Soulevez votre genou gauche sur le côté et vers le haut, puis abaissez votre coude gauche pour toucher votre genou gauche. Lâchez simultanément le genou gauche pendant que vous répétez le mouvement de l'autre côté. Répétez pendant 45 secondes.

4. Ramassages entrecroisés:

Commencez avec les pieds à la largeur des épaules, sautez en position accroupie. Lorsque vous engagez légèrement votre cœur, touchez le sol avec votre main droite. Sautez en l'air et croisez vos jambes, puis atterrissez en position accroupie. Touchez le sol avec votre main gauche. Répétez pendant 45 secondes.

5. Butt Kickers:

Gardez vos pieds à la largeur des épaules. Frappez rapidement votre talon gauche vers vos fessiers. Lorsque vous abaissez votre pied gauche, donnez un coup de pied à votre jambe droite en même temps. Répétez pendant 45 secondes.

6. Sauts d'étoiles:

Commencez par placer vos pieds à peu près à la largeur des épaules et en gardant vos deux bras près de votre corps. Accroupissez-vous à mi-chemin en atteignant vos orteils droits avec votre main gauche. Sautez rapidement et écartez vos bras et vos jambes comme une étoile de mer. Revenez doucement dans une position semi-accroupie, en touchant vos orteils gauches avec votre main droite. Répétez pendant 45 secondes.

7. Crics à planche:

Commencez en position de planche avec vos poignets sous vos épaules et gardez vos pieds ensemble. Engagez votre tronc pendant que vous sautez vos pieds, puis revenez à la position de départ. Gardez le dos droit et le haut du corps immobile. Répétez pendant 45 secondes.

8. Poinçon croisé:

Commencez en position semi-accroupie, les pieds écartés de la largeur des épaules. Gardez vos épaules détendues et votre cœur engagé; faites des poings, puis frappez à gauche avec votre main droite. Répétez en frappant vers la droite avec votre main gauche. Répétez pendant 45 secondes.

Chapitre 5: Abdo

Échauffement

1. Rampe d'ours:

Commencez par vous mettre à quatre pattes avec les deux mains directement sous vos épaules et vos genoux directement sous vos hanches. En utilisant vos orteils, saisissez le sol et soulevez vos genoux à quelques centimètres du sol. Avancez en déplaçant simultanément votre jambe gauche et votre main droite, puis votre jambe droite et votre main gauche. Ramper vers l'avant de cette manière 10 mètres, puis reculer de 10 mètres

2. Planches Spiderman:

Commencez en position de planche avec vos mains sous vos épaules. Relevez votre pied droit et plantez-le en dehors de votre main droite. Maintenez la position pendant 15 secondes, en gardant votre dos droit et votre genou avant directement au-dessus de votre cheville. Après cela, gardez votre équilibre avec votre bras gauche, soulevez votre main droite jusqu'au plafond, en suivant votre portée avec votre regard. Maintenez la position pendant 15 secondes, puis revenez à la position de départ. Répétez ces deux étirements des deux côtés de votre corps.

3. Scie corporelle:

Mettez-vous en position de planche avec vos pieds à la largeur des hanches, puis laissez tomber vos coudes pour qu'ils soient directement sous vos épaules. Gardez votre corps et votre dos droits pendant que vous vous balancez d'avant en arrière, en maintenant un noyau serré. Faites 10 répétitions.

4. Planche:

Adoptez une position de planche traditionnelle et maintenez la position pendant 10 secondes. Faites 3 répétitions sur 10.

Entrainement

1. dos de diamant:

Allongez-vous face contre terre avec vos fessiers pressés de sorte que vos jambes se soulèvent du sol. Engagez votre tronc et soulevez complètement votre poitrine du sol avec vos bras directement devant vous, tirez un coude dans votre dos, puis alternez les bras tout en gardant votre poitrine et vos jambes surélevées. Répétez pendant 60 secondes.

2. Coup de ciseaux:

Allongez-vous sur le dos pendant que vous engagez votre tronc et soulevez vos omoplates du sol. Soulevez votre jambe droite, gardez-la droite pendant que vous frappez vos mains derrière votre genou. Gardez votre dos droit et votre tronc tendu avec vos omoplates levées pendant que vous répétez de l'autre côté. Répétez pendant 60 secondes.

3. Genouillère à planche latérale basse:

Commencez par vous mettre en position de planche latérale avec votre avant-bras sur le côté, votre coude directement sous votre épaule et vos jambes étendues et droites. Placez vos pieds les uns sur les autres. Vous voulez tracer une ligne droite avec votre corps. Soulevez votre coude supérieur en l'air, puis placez votre main au niveau de la poitrine avec votre paume face à vos orteils. Soulevez votre genou supérieur pour tapoter votre paume, puis redescendez. Répétez pendant 60 secondes - 30 secondes de chaque côté.

4. Ab Sprint:

Asseyez-vous sur vos fesses, le dos droit et une de vos jambes tendue en l'air. Votre autre jambe est rapprochée de votre corps, de sorte que votre genou est proche de votre torse. Alternez vos jambes tout en pompant vos bras comme si vous sprinteriez. Répétez pendant 60 secondes.

5. Tambour en V:

Commencez à nouveau sur vos fesses avec vos jambes levées droites à un angle de 30 à 45 degrés. Gardez votre torse levé et votre dos droit comme si vous faisiez un «V» avec votre corps. Engagez votre tronc, faites des poings, puis frappez légèrement sur votre abdomen comme si c'était un tambour, en alternant vos mains. Répétez pendant 60 secondes.

6. brochet:

Commencez en position de planche haute avec vos pieds légèrement écartés. Sautez vos pieds vers vos mains et avec votre dos droit, votre tronc serré et vos fesses piquées vers le plafond. Maintenez pendant un compte, puis revenez en position de planche pour un compte. Répétez pendant soixante secondes.

7. Planches alternées:

Commencez en position de planche haute, puis étendez votre bras gauche devant vous et votre jambe droite derrière vous, légèrement plus haut que votre colonne vertébrale. Tenez pendant un compte, puis changez le bras et la jambe. Répétez pendant 60 secondes.

Chapitre 6: Obliques

Echauffement

1. Rampe d'ours:

Commencez par vous mettre à quatre pattes avec les deux mains directement sous vos épaules et vos genoux directement sous vos hanches. En utilisant vos orteils, saisissez le sol et soulevez vos genoux à quelques centimètres du sol. Avancez en déplaçant simultanément votre jambe gauche et votre main droite, puis votre jambe droite et votre main gauche. Ramper vers l'avant de cette manière 10 mètres, puis reculer de 10 mètres

2. Planches Spiderman:

Commencez en position de planche avec vos mains sous vos épaules. Relevez votre pied droit et plantez-le en dehors de votre main droite. Maintenez la position pendant 15 secondes, en gardant votre dos droit et votre genou avant directement au-dessus de votre cheville. Après cela, gardez votre équilibre avec votre bras gauche, soulevez votre main droite jusqu'au plafond, en suivant votre portée avec votre regard. Maintenez la position pendant 15 secondes, puis revenez à la position de départ. Répétez ces deux étirements des deux côtés de votre corps.

3. Scie corporelle:

Mettez-vous en position de planche avec vos pieds à la largeur des hanches, puis laissez tomber vos coudes pour qu'ils soient directement sous vos épaules. Gardez votre corps et votre dos droits pendant que vous vous balancez d'avant en arrière, en maintenant un noyau serré. Faites 10 répétitions.

4. Planche:

Adoptez une position de planche traditionnelle et maintenez la position pendant 10 secondes. Faites 3 répétitions sur 10.

Entrainement

1. Broyeurs à bois:

Tenez-vous debout avec les pieds à la largeur des hanches et tenez un haltère sur le côté avec les deux mains en diagonale au-dessus de votre épaule droite, en plaçant votre poids sur votre pied droit. Tournez vers votre hanche droite pendant que vous faites un mouvement de coupe au-delà de votre hanche gauche. Revenez à votre position de départ. Faites cela pendant 20 répétitions de chaque côté de votre corps.

2. Twist russe:

Asseyez-vous haut sur vos fesses, les pieds à plat sur le sol et les genoux pliés. Penchez-vous légèrement en arrière tout en gardant le dos droit. À l'aide d'un haltère, maintenez-le à l'extérieur du poids, croisez vos chevilles, puis soulevez vos pieds du sol. Tournez continuellement de gauche à droite en touchant le poids au sol pendant que vous tournez d'un côté à l'autre. Répétez pendant 45 secondes.

3. Lève-planches latérales:

Adoptez une position de planche latérale. Placez votre main libre sur votre hanche. Soulevez le bas de votre corps pour faire une ligne droite. Abaissez votre hanche au sol et soulevez-la immédiatement pour un compte. Répétez pendant 20 secondes de chaque côté.

4. Crunch de bicyclette:

Prenez la position crunch avec le dos au sol. Étendez les deux pieds juste au-dessus du sol, avant de ramener l'un de vos genoux vers votre corps et de soulever légèrement votre corps pour le toucher avec le coude opposé. Gardez votre tronc engagé pendant que vous poussez votre pied en arrière et ramenez l'autre genou pour le toucher avec votre autre coude. Maintenez le haut du corps surélevé et tournez votre coude pour qu'il rencontre le coude opposé. Répétez pendant 15 secondes.

Chapitre 7: Cuisses extérieures et intérieures

Échauffement

1. Balançoires de jambe:

Commencez par vous tenir debout. Prenez une jambe et balancez-la d'avant en arrière. Gardez votre cœur engagé pendant que vous maintenez une jambe droite sans bouger le haut du corps. Répétez 20 fois avec chaque jambe. Après avoir terminé les deux jambes, passez à un mouvement d'un côté à l'autre avec la jambe opposée devant la jambe qui est stationnaire. Répétez pendant 20 secondes sur chaque jambe.

2. Marche Frankenstein:

Frappez une jambe droite devant vous et étendez le bras opposé pour toucher votre tibia pendant que vous avancez lentement. Répétez 20 répétitions en total.

3. Marche en quad:

Tenez-vous debout sur une jambe tout en tirant sur la jambe opposée pour rejoindre vos fesses et étirez-vous aussi loin que vous le pouvez. Alterner chaque jambe 20 fois

Entrainement

1.   Brûlures à la cuisse avec des sauts larges:

Mettez vos pieds dans une position large et trapue. Amenez vos mains au niveau de votre cœur et appuyez sur vos paumes l'une contre l'autre. Vos hanches doivent être alignées avec vos épaules. Engagez votre cœur puis sautez et atterrissez dans un squat; assurez-vous que vos genoux sont au-dessus de vos chevilles. Répétez pendant 45 secondes.

2.   Squats avec haltères:

Placez vos pieds plus larges que vos hanches. Tenez un haltère dans chaque main à la largeur des épaules, les mains face à face. Vos bras doivent pendre directement sous chaque épaule. Engagez votre tronc pour aider à garder votre dos droit et protégé. Accroupissez-vous bas pendant que vos genoux restent au-dessus de vos chevilles. Revenez à la position de départ. Faites trois répétitions pendant 30 secondes chacune.

3. Élévateurs de planches:

Mettez-vous dans une position de planche haute et soulevez une jambe parallèle au sol et maintenez pendant 45 secondes. Effectuez deux répétitions des deux côtés.

4. Squats en escalier:

Commencez avec vos pieds à la largeur des hanches. Abaissez-vous dans un demi-squat puis avancez aussi loin que possible avec votre pied gauche, puis ramenez votre pied droit pour vous remettre à la position de départ. Répétez pendant 30 secondes de chaque côté.

5. Levées de jambe extérieures:

Allongez-vous sur le côté droit avec votre main droite soutenant votre tête. Gardez vos hanches empilées les unes sur les autres. Soulevez votre jambe supérieure et gonflez-la d'environ 10 pouces. Ne laissez pas votre jambe tomber ou se plier. Changez de côté. Faites trois répétitions pendant 30 secondes.

Chapter 8: Fessier

Échauffement

Référence chapitre trois

Entrainement

1. Pompes Squat:

Tenez-vous en position accroupie, puis laissez-vous tomber dans un squat bas. Commencez à pomper vos fesses de haut en bas pendant 45 secondes

2. Fentes:

Placez vos mains sur vos hanches en vous tenant droites. Avancez avec un pied d'environ trois pieds, laissez tomber vos deux genoux et pliez-les à 90 degrés en gardant vos épaules alignées avec vos hanches. Répétez pendant 30 secondes de chaque côté.

3. Squats:

Commencez par adopter une position large et accroupie, puis laissez-vous tomber dans une position basse. Serrez vos fessiers en montant. Répétez pendant 45 secondes.

4. Coup de pied de planche:

Mettez-vous en position de planche avec les genoux abaissés vers le sol. Soulevez une jambe et gonflez-la aussi haut que vous le pouvez. Répétez de chaque côté pendant 45 secondes.

Chapitre 9: Dos

Échauffement

Référence chapitre 2

Entrainement

1. Pushup élevé:

Mettez vos mains larges sur le sol avec vos deux pieds surélevés sur un banc ou un canapé. Tout en regardant vers le bas et en gardant le dos droit, faites des pompes. Faites trois répétitions de 20 secondes chacune.

2. Nageurs:

Allongez-vous sur le ventre, les mains et les pieds étendus. Engagez votre tronc, puis soulevez un bras avec la jambe opposée. Descendez et alternez continuellement pendant 45 secondes.

3. Crunch inversés:

Allongez-vous par terre sur le ventre, placez vos mains à la base de votre crâne tout en engageant vos muscles du dos. Soulevez votre poitrine du sol, puis abaissez le dos pour un compte. Répétez pendant 45 secondes.

4. Mouches Delt arrière:

Commencez par écarter vos pieds à peu près à la largeur des hanches et penchez-vous légèrement au niveau des hanches tout en serrant votre tronc. Demandez à vos bras de tenir des poids légèrement devant vos genoux. Pendant que vous vous penchez légèrement, ouvrez vos bras sur les côtés aussi haut que possible, en serrant vos omoplates ensemble. Ne balancez pas vos bras, utilisez votre dos et votre tronc pour soulever. Relâchez lentement vos bras et n'arrêtez pas d'engager vos abdos. Faites trois séries de 8 à 12 répétitions.

Chapitre 10: La nutrition et le fitness vont de pair

Vous êtes-vous déjà demandé pourquoi s'entraîner constamment ne semble jamais vous donner les résultats dont vous avez besoin? C'est probablement à cause de votre alimentation. L'intégration du meilleur régime alimentaire dans votre vie encourage la réduction de la graisse corporelle, l'augmentation de l'énergie, la perte de poids supplémentaire et la protection contre les maladies. Les aliments riches en nutriments sont l'aspect le plus important de la forme physique. Des études ont montré que ne pas manger avant de vous entraîner vous aidera à brûler 20% plus de graisse que si vous aviez mangé avant. Manger des repas riches en protéines après une séance d'entraînement est crucial pour le processus de réparation et de renforcement musculaire.

Perdre du poids n'est que 20% d'exercice, l'autre 80% est un régime. Ce que vous mangez compte en termes de poids. Réduisez votre consommation de sucre en réduisant votre consommation de sodas et de friandises sucrées transformées. Buvez beaucoup d'eau avant, pendant et après une séance d'entraînement. Lorsque vous avez envie de quelque chose de sucré, optez pour un fruit. Au lieu de manger trois gros repas par jour, passez à 6 ou 7 petits repas. Pour augmenter votre métabolisme, il est préférable de vous entraîner juste après votre réveil, et vous commencerez à avoir plus d'énergie pendant la journée. Prenez **toujours** le petit déjeuner - toujours. Cela vous donne le carburant dont vous avez besoin pour démarrer la journée et vous permet de rester alerte. Incorporez des glucides complexes avec des protéines dès le matin, cela aidera à réguler votre glycémie et vous donnera du carburant pendant des heures sans accident.

Si vous essayez de développer vos muscles, vous devez manger avant et après une séance d'entraînement. Mangez des glucides avec un peu de protéines, puis après avoir travaillé, devenez fou de protéines. Pour chaque livre que vous pesez, vous devez consommer 0,7 gramme de protéines par jour. Les protéines sont le nutriment le plus facilement disponible sur la planète, et il existe d'innombrables sources autres que la viande et les produits laitiers: noix, beurre de noix, haricots, légumineuses, grains entiers, lait de noix, yogourt, soja, quinoa, la plupart des légumes. Vous devrez également limiter votre consommation de graisses saturées et trans, comme les bonbons et les aliments frits.

Mangez sainement et mangez souvent. Boire beaucoup d'eau. La raison pour laquelle les glucides complexes sont une excellente combinaison est que les glucides donnent de l'énergie à votre corps et que les protéines aident à développer les muscles, la peau et les cheveux. Les deux sont nécessaires pour un métabolisme plus rapide et pour la construction musculaire. Lorsque vous voulez perdre du poids, gagner du muscle et / ou mincir: associer l'équilibre parfait de la nutrition avec le cardio, la musculation et les jours de repos vous aidera à atteindre le corps parfait dont vous avez toujours rêvé.

Chapitre 11: Top CINQ délicieuses recettes végétales emballées avec des protéines

1. Shake de petit-déjeuner à la banane

Ingrédients:

- Banane (1, congelée et tranchée)
- Lait de soja (1 tasse, non sucré)
- Graines de chanvre (2 cuillères à soupe)
- Graines de chis (1 cuillère à soupe)
- Maca en poudre (1 cuillère à soupe)
- Poudre de protéines (1 cuillère, de préférence végétalienne)
- Beurre d'arachide (2 cuillères à soupe)

Préparation:

1. Placez tous les ingrédients dans un mélangeur et mélangez à puissance élevée jusqu'à ce que la consistance soit complètement lisse.

2. Brouillage de tofu

Ingrédients:

- Huile d'olive (1 cuillère à café, extra vierge)
- Oignons (0,25 tasse, hachés)
- Poivrons (1 tasse, rouge et vert)
- Épinards (1 tasse)
- Tofu (13 onces)
- Une pincée de sel
- Une pincée de poivre

Préparation:

1. Chauffez l'huile d'olive dans une poêle jusqu'à ce qu'elle soit chaude. Ajoutez les oignons et les poivrons. Faire sauter jusqu'à ce qu'ils soient tendres et dorés. Ajoutez le tofu, les épinards, le sel et le poivre. Faire sauter un peu plus longtemps à feu moyen. Prendre plaisir!

3. Salade de pois chiches et poivrons rouges

Ingrédients:
- pois chiches (2 boîtes de 15 onces, sans sel ajouté, égouttés et rincés)
- Poivrons (3 rouges, coupés en petits cubes)
- Coriandre (poignée, hachée)
- Persil (1 tasse, haché)
- Ail (3 gousses, émincées)
- Huile d'olive (1 cuillère à soupe, extra vierge)
- Jus de citron (2 cuillères à soupe)
- Une pincée de sel
- Une pincée de poivre
- Pitas de blé entier

Préparation:

1. Mélangez tous les ingrédients dans un grand bol et réfrigérer pendant au moins deux heures, en laissant toutes les saveurs se rassembler. Une fois le mélange refroidi, versez-le dans un pita.

4. Bol de quinoa du sud-ouest

Ingrédients:

- Quinoa (0,5 tasse, préparé)
- haricots noirs (0,5 tasse préparés)
- tofu extra ferme (6 onces)
- épinards ou chou frisé (2 onces)
- poivrons (0,5 tasse, hachés)
- tomate (1 petite, coupée en cubes)
- coriandre aux oignons verts (0,25 tasse, hachée)
- Jus de citron vert
- Une pincée de sel
- Une pincée de poivre

Préparation:

1. Ajoutez les haricots et le quinoa, ainsi que les légumes dans un bol. Mélanger avec le sel, le poivre et le jus de lime.

5. Sandwich au beurre d'amande et aux bananes

Ingrédients:

- Banane (1 très mûre, tranchée)
- Beurre d'amande (2 cuillères à soupe)
- graines de chia (1 cuillère à soupe)
- pain de grains entiers (2 tranches)

Préparation:

1. Étalez du beurre d'amande sur le pain. Ajoutez les graines de banane et de chia.

6. Quesadillas au beurre d'amande et à la grenade

Ingrédients:

- Graines de grenade (0,33 tasse)
- Banane (1 grosse, tranchée)
- Beurre d'amande (e cuillères à soupe)
- Tortillas de blé entier (2 grandes)
- Cannelle (0,5 cuillère à café)

Préparation:

1. Préchauffez une grande poêle à feu moyen-vif. Arrosez d'huile de coco.
2. Préparez les quesadillas, étalez 3 cuillères à soupe de beurre d'amande sur chaque tortilla. Laissez 1 pouce de la frontière.
3. Une coquille de tortilla aura la banane tranchée, les graines de grenade et la cannelle.
4. Pliez en deux.
5. Cuire dans la poêle environ 3 minutes ou jusqu'à ce que chaque côté soit doré.

7. Enchiladas aux haricots noirs

Ingrédients:

- Tortillas (10-12)
- Cumin (1 cuillère à café)
- Coriandre (0,5 tasse, hachée)
- Oignons verts (4-5, tranchés)
- Maïs (1,5 tasse, congelé ou frais)
- Haricots noirs (1 boîte de 15 onces, rincés et égouttés)
- Avocats (2 petits ou moyens)
- Quinoa (0,5 tasse, non cuit)

Pour la sauce:

- Bouillon de légumes (3 tasses)
- Chili en poudre (0,25 cuillère à café)
- Oignon en poudre (0,25 cuillère à café)
- Ail en poudre (0,25 cuillère à café)
- Paprika (0,5 cuillère à café)
- Cumin (2 cuillères à café)
- Huile d'olive (2 cuillères à soupe)
- Farine tout usage (0,25 tasse)
- Pâte de tomate (0,25 tasse)

Préparation:

1. Rincez, puis cuire le qionoa selon les instructions sur l'emballage; en utilisant 1 tasse d'eau.
2. Préparez la sauce enchilada: mélangez la farine et les épices. Chauffez ensuite l'huile d'olive à feu moyen dans une casserole.

3. Une fois chauffé, ajoutez la pâte de tomate et le mélange farine et épices.

4. Cuire 1 minute en fouettant. Ajoutez ensuite le bouillon, puis faites bouillir. Réduire le feu et laisser mijoter. Continuez à fouetter pendant encore une minute ou deux.

5. Hachez l'avocat et les oignons verts.

6. Dans un bol, mélanger les haricots, les oignons, le maïs et le cumin. Incorporez le quinoa cuit, remuez. Ajoutez ensuite l'avocat.

7. Préchauffez le four à 375 degrés Fahrenheit. Enrobez légèrement un plat allant au four, enduire le fond d'une petite quantité de sauce.

8. Répartissez le mélange de haricots au milieu de chaque tortilla. Roulez-les puis placez la couture vers le bas dans le plat.

9. Versez le reste de la sauce sur les unchiladas.

10. Cuire au four pendant 25 mintues

Conclusion

Merci d'avoir arrivé jusqu'à la fin de la Nutrition de Fitness, espérons qu'il a été instructif et capable de vous fournir tous les outils dont vous avez besoin pour atteindre vos objectifs, quels qu'ils soient.

La prochaine étape est de commencer à travailler!